Blood Sugar Log

~ 24-month log book to record glucose levels
~ simple monthly set up to track daily readings
~ includes images to color for your enjoyment

Blood Sugar Tracker

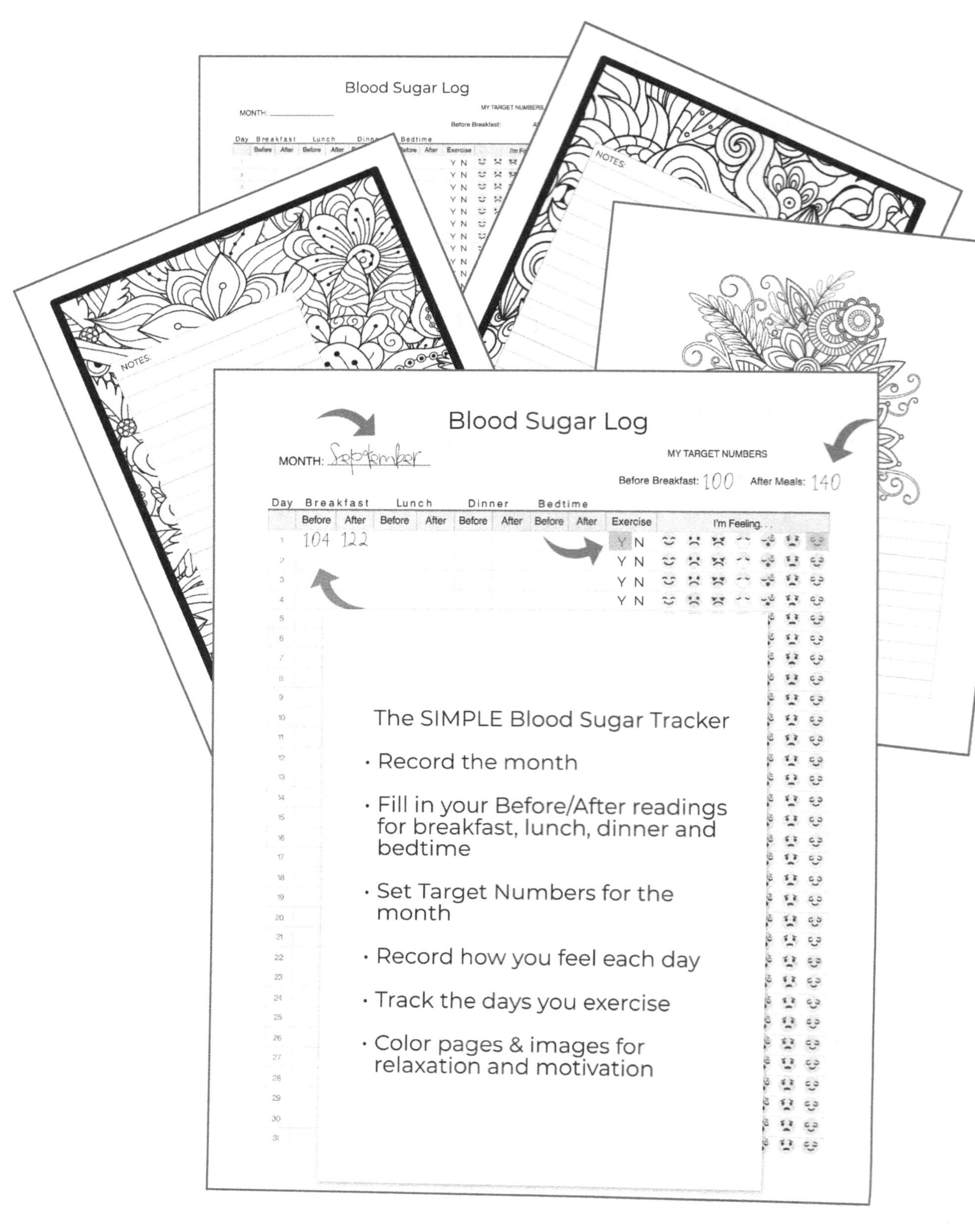
Blood Sugar Log
MONTH:
MY TARGET NUMBERS
Before Breakfast:
Day Breakfast Lunch Dinner Bedtime
Before After Before After Before After Before After Exercise I'm Fe
Y N
Y N
Y N
Y N
Y N
Y N
Y N
Y N
Y N
NOTES:
NOTES:
Blood Sugar Log
MONTH: September
MY TARGET NUMBERS
Before Breakfast: 100   After Meals: 140
Day Breakfast Lunch Dinner Bedtime
Before After Before After Before After Before After Exercise I'm Feeling. . .
1 104 122
Y N
2 Y N
3 Y N
4 Y N
5
6
7
8
9
10
11
12
13
14
15
16
17
18
19
20
21
22
23
24
25
26
27
28
29
30
31
The SIMPLE Blood Sugar Tracker
· Record the month
· Fill in your Before/After readings for breakfast, lunch, dinner and bedtime
· Set Target Numbers for the month
· Record how you feel each day
· Track the days you exercise
· Color pages & images for relaxation and motivation

This Book Belongs To

Blood Sugar Log

MONTH: _______________________

MY TARGET NUMBERS

Before Breakfast: After Meals:

Day	Breakfast		Lunch		Dinner		Bedtime		Exercise	I'm Feeling...
	Before	After	Before	After	Before	After	Before	After		
1									Y N	
2									Y N	
3									Y N	
4									Y N	
5									Y N	
6									Y N	
7									Y N	
8									Y N	
9									Y N	
10									Y N	
11									Y N	
12									Y N	
13									Y N	
14									Y N	
15									Y N	
16									Y N	
17									Y N	
18									Y N	
19									Y N	
20									Y N	
21									Y N	
22									Y N	
23									Y N	
24									Y N	
25									Y N	
26									Y N	
27									Y N	
28									Y N	
29									Y N	
30									Y N	
31									Y N	

Notes

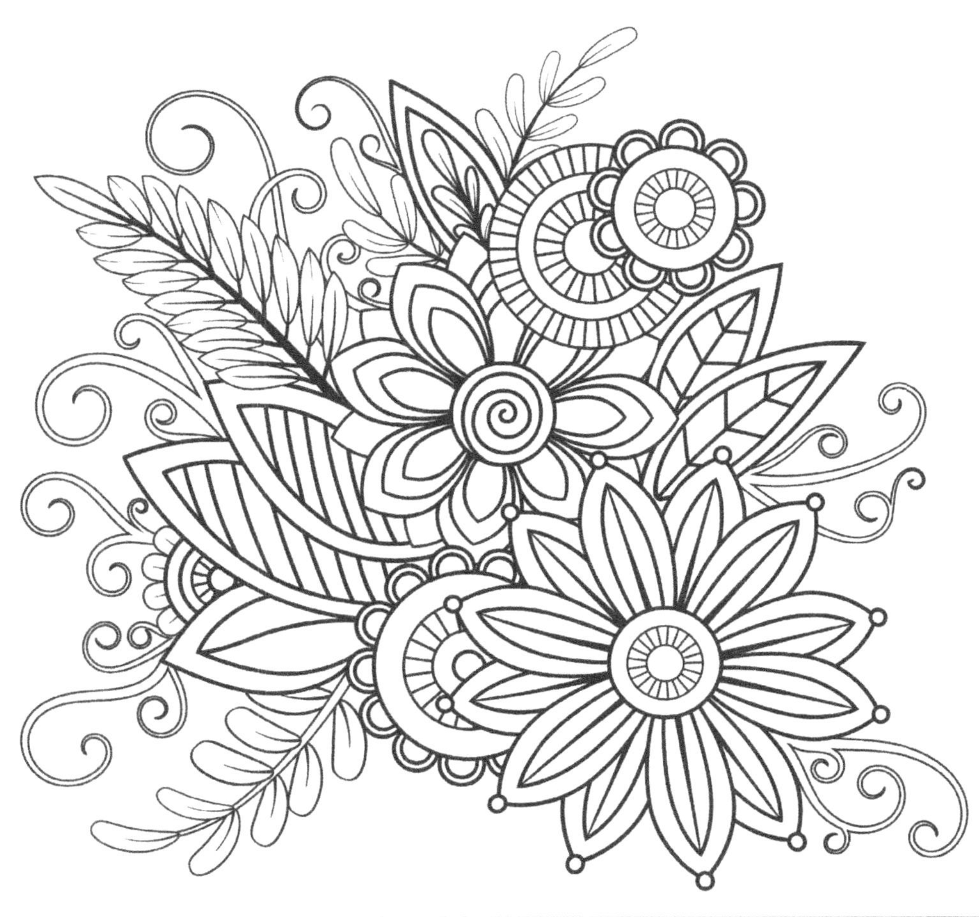

NOTES:

Blood Sugar Log

MONTH: ___________________

MY TARGET NUMBERS

Before Breakfast: After Meals:

Day	Breakfast		Lunch		Dinner		Bedtime		Exercise	I'm Feeling...
	Before	After	Before	After	Before	After	Before	After		
1									Y N	
2									Y N	
3									Y N	
4									Y N	
5									Y N	
6									Y N	
7									Y N	
8									Y N	
9									Y N	
10									Y N	
11									Y N	
12									Y N	
13									Y N	
14									Y N	
15									Y N	
16									Y N	
17									Y N	
18									Y N	
19									Y N	
20									Y N	
21									Y N	
22									Y N	
23									Y N	
24									Y N	
25									Y N	
26									Y N	
27									Y N	
28									Y N	
29									Y N	
30									Y N	
31									Y N	

Notes

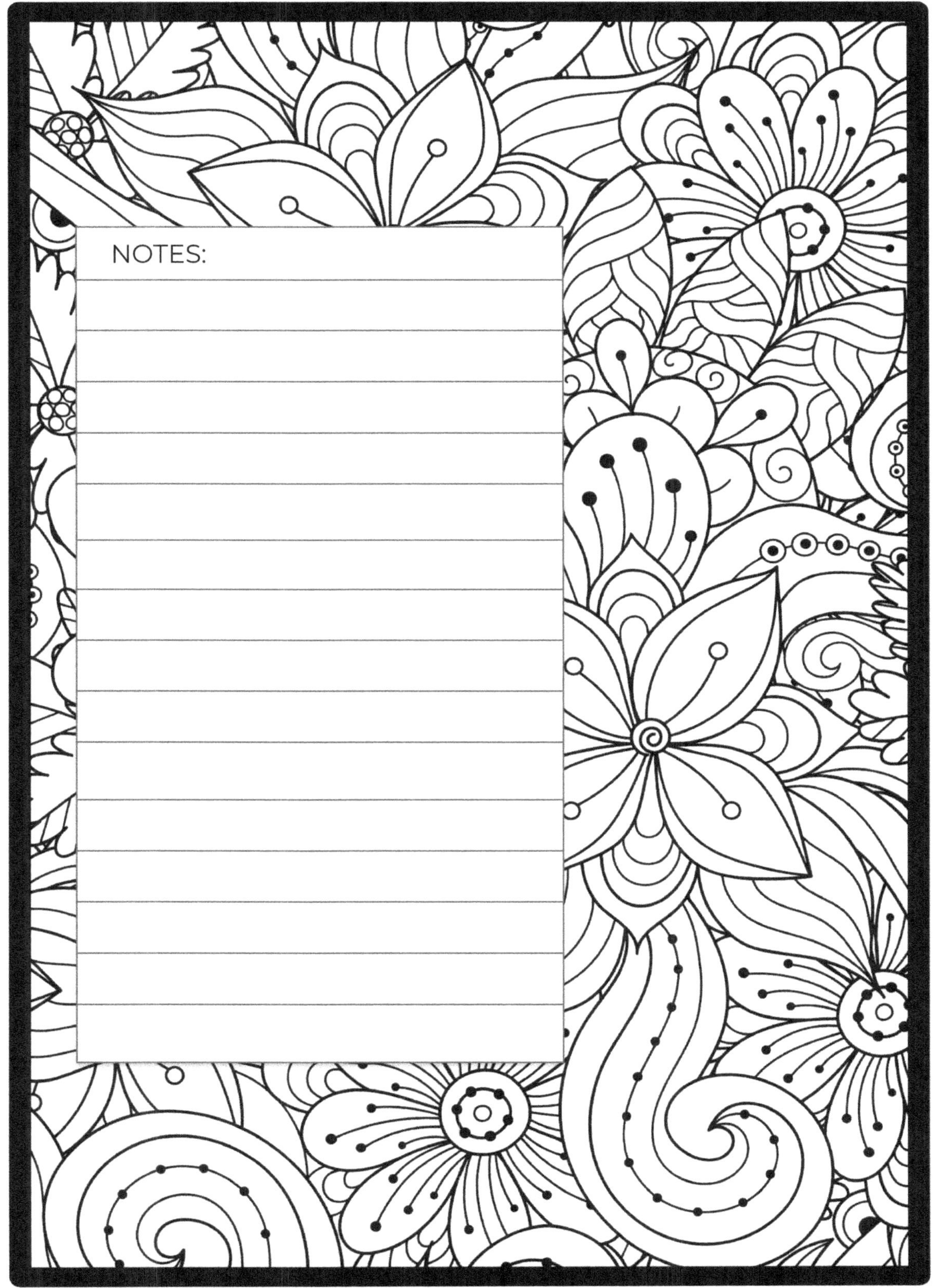

NOTES:

Blood Sugar Log

MONTH: _______________________

Day	Breakfast		Lunch		Dinner		Bedtime		Exercise	I'm Feeling...
	Before	After	Before	After	Before	After	Before	After		
1									Y N	
2									Y N	
3									Y N	
4									Y N	
5									Y N	
6									Y N	
7									Y N	
8									Y N	
9									Y N	
10									Y N	
11									Y N	
12									Y N	
13									Y N	
14									Y N	
15									Y N	
16									Y N	
17									Y N	
18									Y N	
19									Y N	
20									Y N	
21									Y N	
22									Y N	
23									Y N	
24									Y N	
25									Y N	
26									Y N	
27									Y N	
28									Y N	
29									Y N	
30									Y N	
31									Y N	

Notes

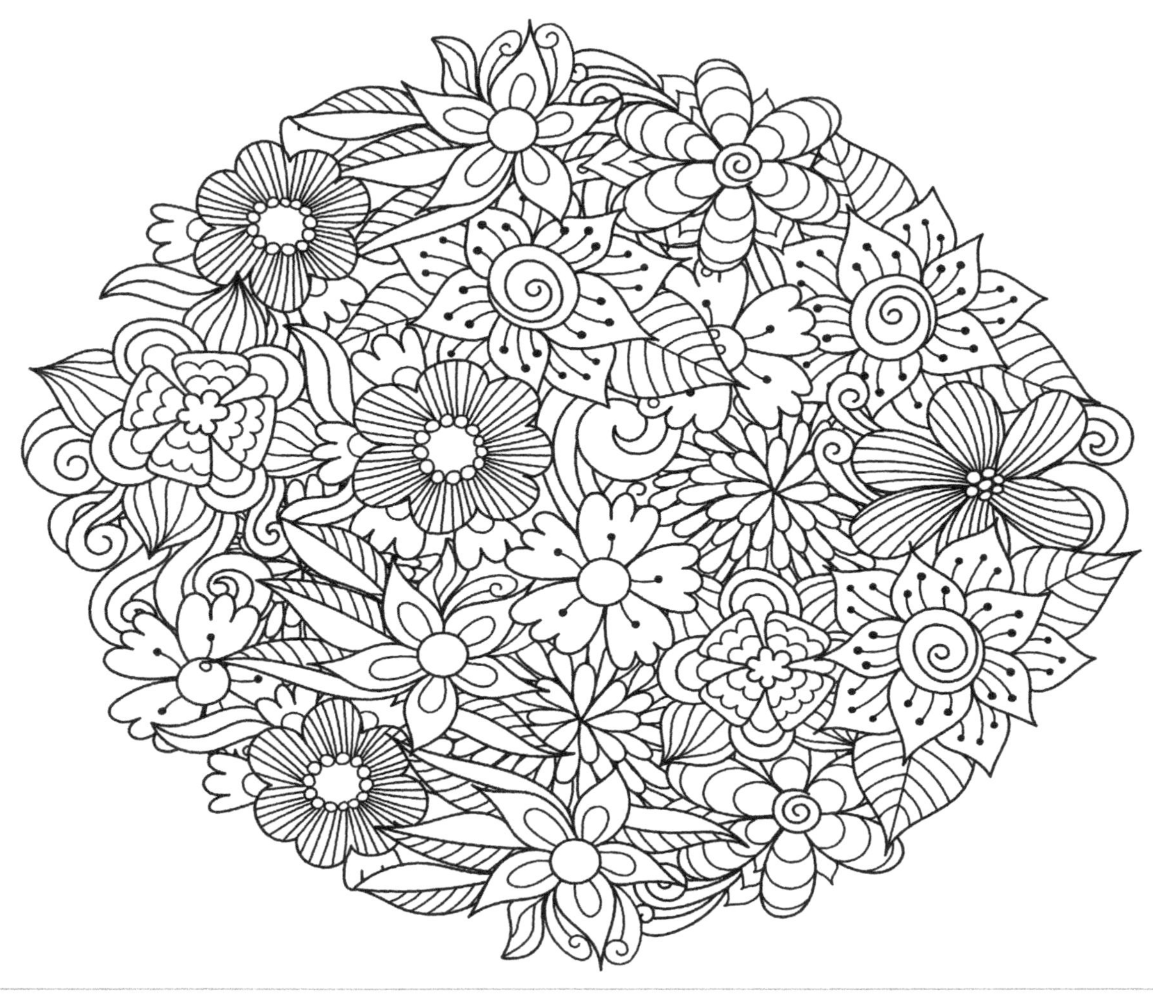

NOTES:

Blood Sugar Log

MONTH: _______________________

MY TARGET NUMBERS

Before Breakfast: After Meals:

Day	Breakfast		Lunch		Dinner		Bedtime		Exercise	I'm Feeling...
	Before	After	Before	After	Before	After	Before	After		
1									Y N	
2									Y N	
3									Y N	
4									Y N	
5									Y N	
6									Y N	
7									Y N	
8									Y N	
9									Y N	
10									Y N	
11									Y N	
12									Y N	
13									Y N	
14									Y N	
15									Y N	
16									Y N	
17									Y N	
18									Y N	
19									Y N	
20									Y N	
21									Y N	
22									Y N	
23									Y N	
24									Y N	
25									Y N	
26									Y N	
27									Y N	
28									Y N	
29									Y N	
30									Y N	
31									Y N	

Notes

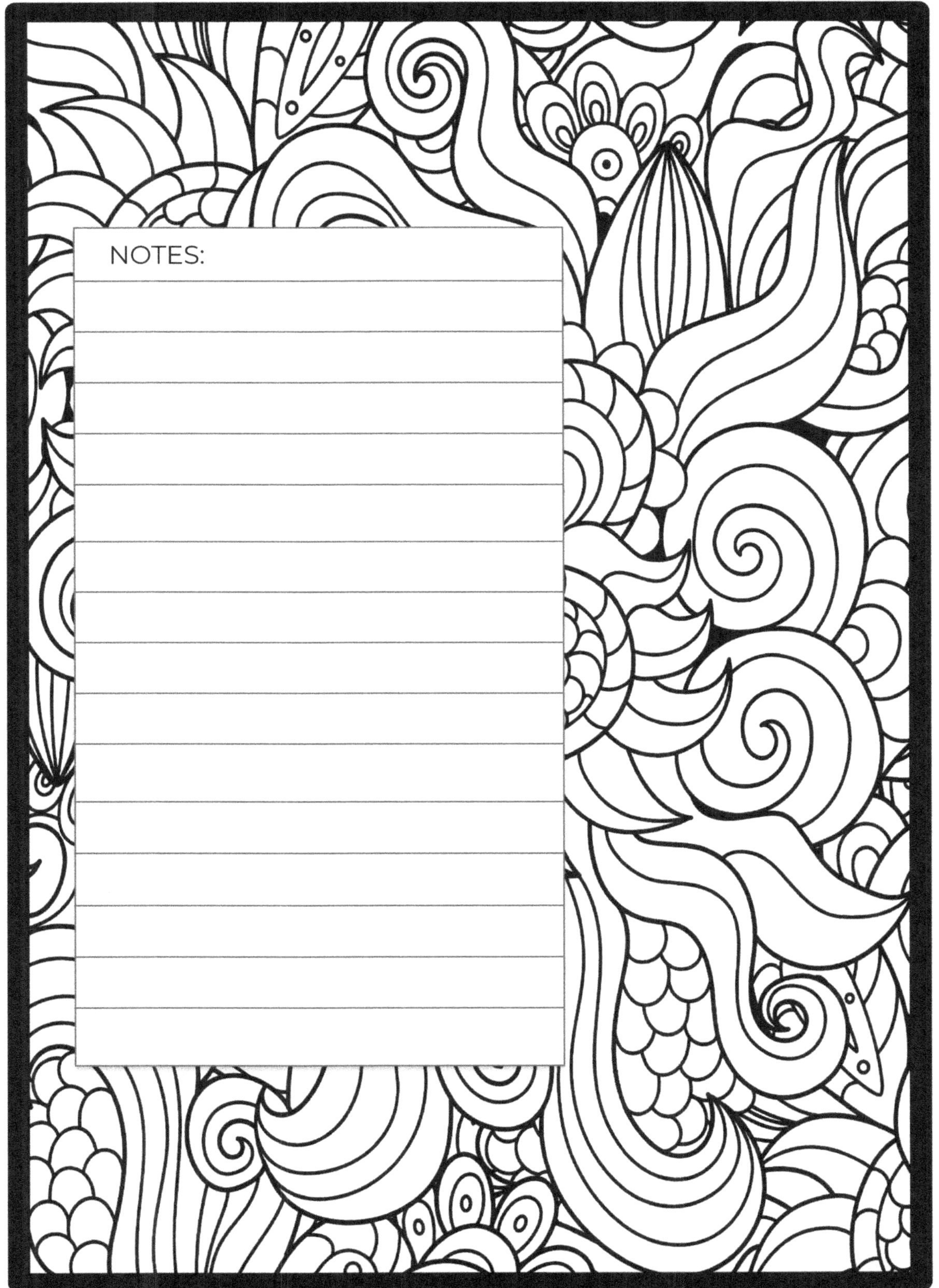

NOTES:

Blood Sugar Log

MONTH: _______________________

MY TARGET NUMBERS

Before Breakfast: _______________   After Meals: _______________

Day	Breakfast		Lunch		Dinner		Bedtime		Exercise	I'm Feeling...
	Before	After	Before	After	Before	After	Before	After		
1									Y N	
2									Y N	
3									Y N	
4									Y N	
5									Y N	
6									Y N	
7									Y N	
8									Y N	
9									Y N	
10									Y N	
11									Y N	
12									Y N	
13									Y N	
14									Y N	
15									Y N	
16									Y N	
17									Y N	
18									Y N	
19									Y N	
20									Y N	
21									Y N	
22									Y N	
23									Y N	
24									Y N	
25									Y N	
26									Y N	
27									Y N	
28									Y N	
29									Y N	
30									Y N	
31									Y N	

Notes

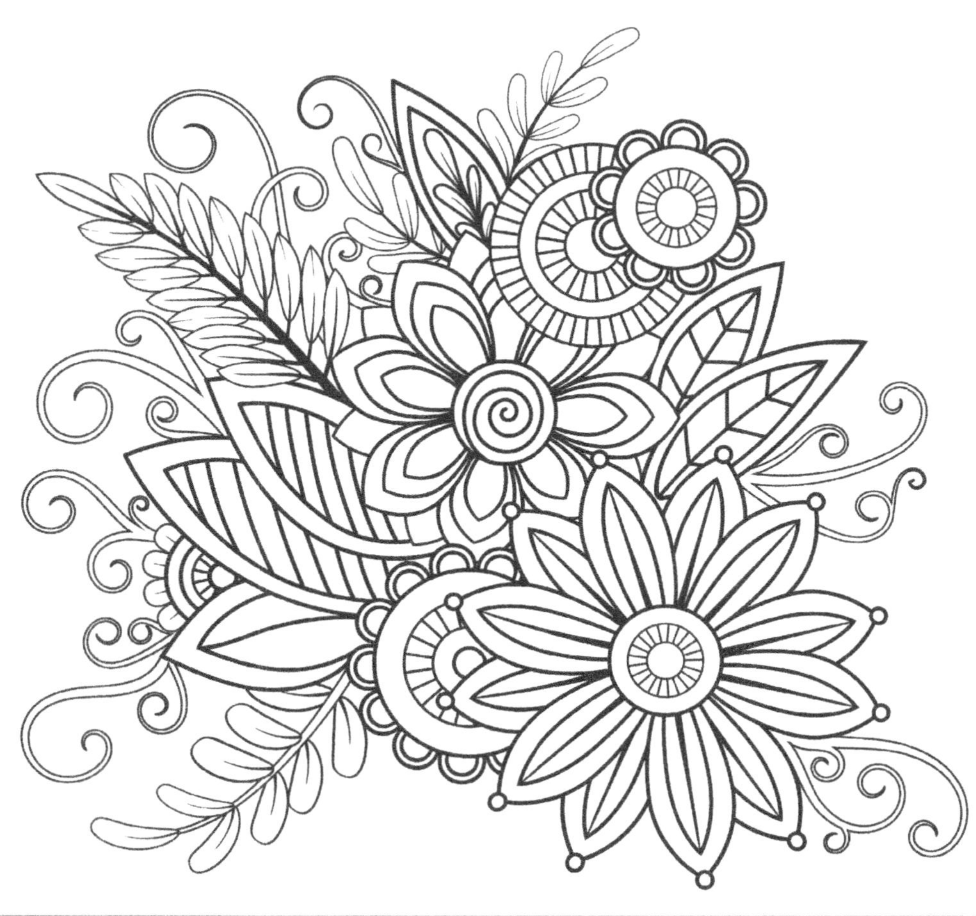

NOTES:

Blood Sugar Log

MONTH: _______________________

MY TARGET NUMBERS

Before Breakfast: After Meals:

Day	Breakfast		Lunch		Dinner		Bedtime		Exercise	I'm Feeling...
	Before	After	Before	After	Before	After	Before	After		
1									Y N	
2									Y N	
3									Y N	
4									Y N	
5									Y N	
6									Y N	
7									Y N	
8									Y N	
9									Y N	
10									Y N	
11									Y N	
12									Y N	
13									Y N	
14									Y N	
15									Y N	
16									Y N	
17									Y N	
18									Y N	
19									Y N	
20									Y N	
21									Y N	
22									Y N	
23									Y N	
24									Y N	
25									Y N	
26									Y N	
27									Y N	
28									Y N	
29									Y N	
30									Y N	
31									Y N	

Notes

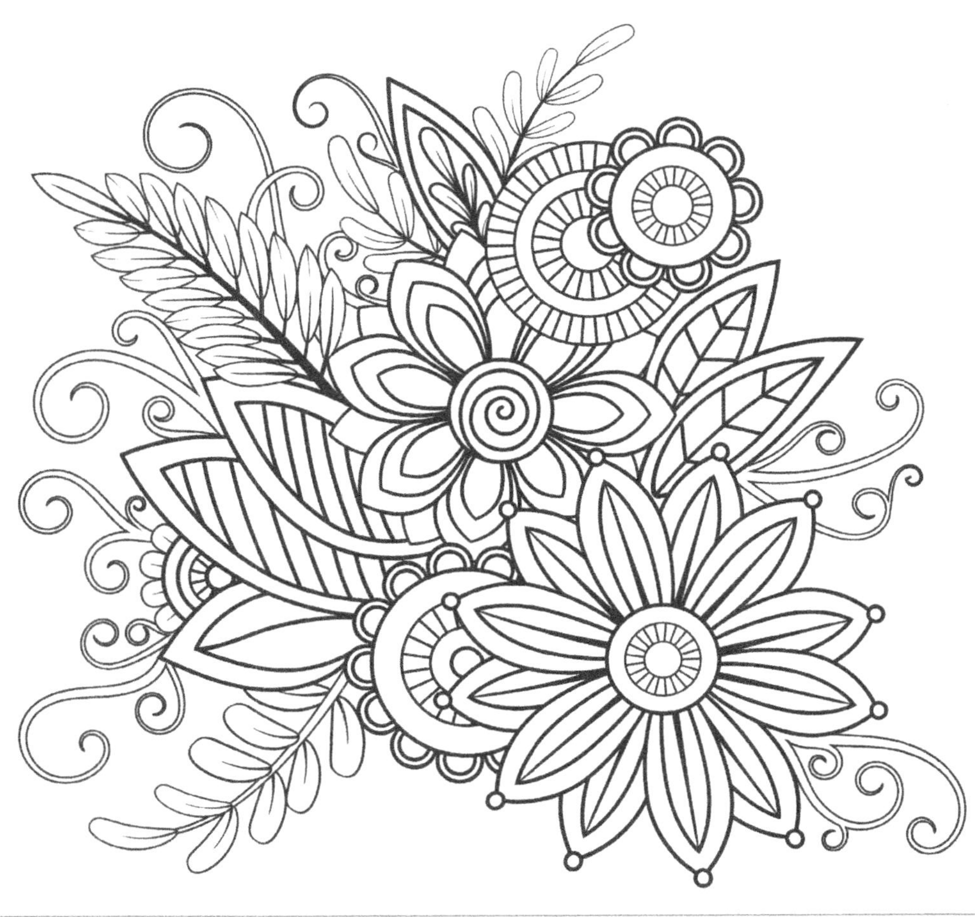

NOTES:

Blood Sugar Log

MONTH: _________________________

<table>
<tr><td colspan="9"></td><td colspan="2">MY TARGET NUMBERS</td></tr>
<tr><td colspan="9"></td><td>Before Breakfast:</td><td>After Meals:</td></tr>
</table>

Day	Breakfast		Lunch		Dinner		Bedtime		Exercise	I'm Feeling...
	Before	After	Before	After	Before	After	Before	After		
1									Y N	
2									Y N	
3									Y N	
4									Y N	
5									Y N	
6									Y N	
7									Y N	
8									Y N	
9									Y N	
10									Y N	
11									Y N	
12									Y N	
13									Y N	
14									Y N	
15									Y N	
16									Y N	
17									Y N	
18									Y N	
19									Y N	
20									Y N	
21									Y N	
22									Y N	
23									Y N	
24									Y N	
25									Y N	
26									Y N	
27									Y N	
28									Y N	
29									Y N	
30									Y N	
31									Y N	

Notes

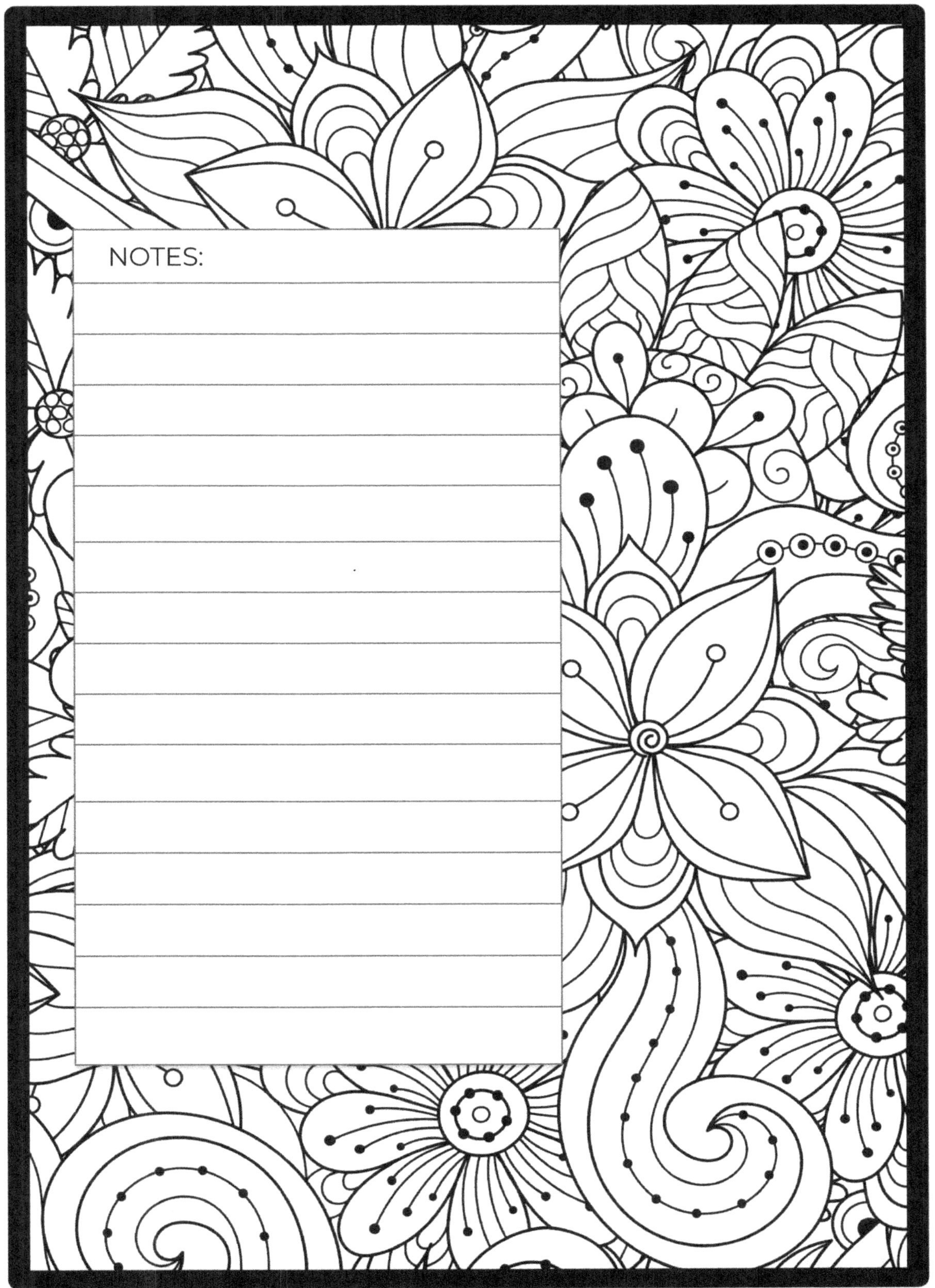
NOTES:

Blood Sugar Log

MONTH: _______________________

Day	Breakfast		Lunch		Dinner		Bedtime		Exercise	I'm Feeling...
	Before	After	Before	After	Before	After	Before	After		
1									Y N	
2									Y N	
3									Y N	
4									Y N	
5									Y N	
6									Y N	
7									Y N	
8									Y N	
9									Y N	
10									Y N	
11									Y N	
12									Y N	
13									Y N	
14									Y N	
15									Y N	
16									Y N	
17									Y N	
18									Y N	
19									Y N	
20									Y N	
21									Y N	
22									Y N	
23									Y N	
24									Y N	
25									Y N	
26									Y N	
27									Y N	
28									Y N	
29									Y N	
30									Y N	
31									Y N	

Notes

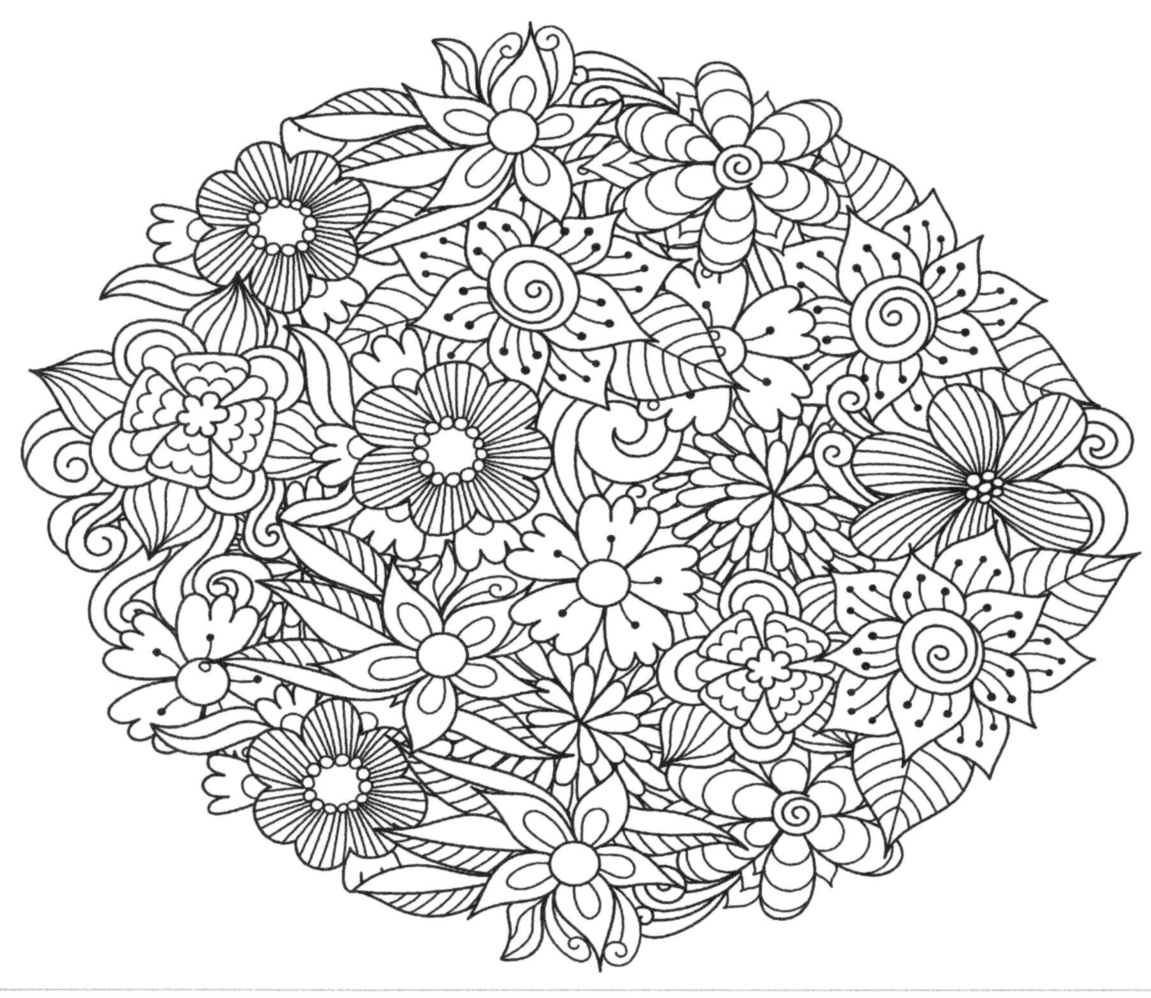

NOTES:

Blood Sugar Log

MONTH: _________________________

MY TARGET NUMBERS

Before Breakfast: _______   After Meals: _______

Day	Breakfast		Lunch		Dinner		Bedtime		Exercise	I'm Feeling...
	Before	After	Before	After	Before	After	Before	After		
1									Y N	
2									Y N	
3									Y N	
4									Y N	
5									Y N	
6									Y N	
7									Y N	
8									Y N	
9									Y N	
10									Y N	
11									Y N	
12									Y N	
13									Y N	
14									Y N	
15									Y N	
16									Y N	
17									Y N	
18									Y N	
19									Y N	
20									Y N	
21									Y N	
22									Y N	
23									Y N	
24									Y N	
25									Y N	
26									Y N	
27									Y N	
28									Y N	
29									Y N	
30									Y N	
31									Y N	

Notes

NOTES:

Blood Sugar Log

MONTH: _______________________

MY TARGET NUMBERS

Before Breakfast: ___________   After Meals: ___________

Day	Breakfast		Lunch		Dinner		Bedtime		Exercise	I'm Feeling. . .
	Before	After	Before	After	Before	After	Before	After		
1									Y N	
2									Y N	
3									Y N	
4									Y N	
5									Y N	
6									Y N	
7									Y N	
8									Y N	
9									Y N	
10									Y N	
11									Y N	
12									Y N	
13									Y N	
14									Y N	
15									Y N	
16									Y N	
17									Y N	
18									Y N	
19									Y N	
20									Y N	
21									Y N	
22									Y N	
23									Y N	
24									Y N	
25									Y N	
26									Y N	
27									Y N	
28									Y N	
29									Y N	
30									Y N	
31									Y N	

Notes

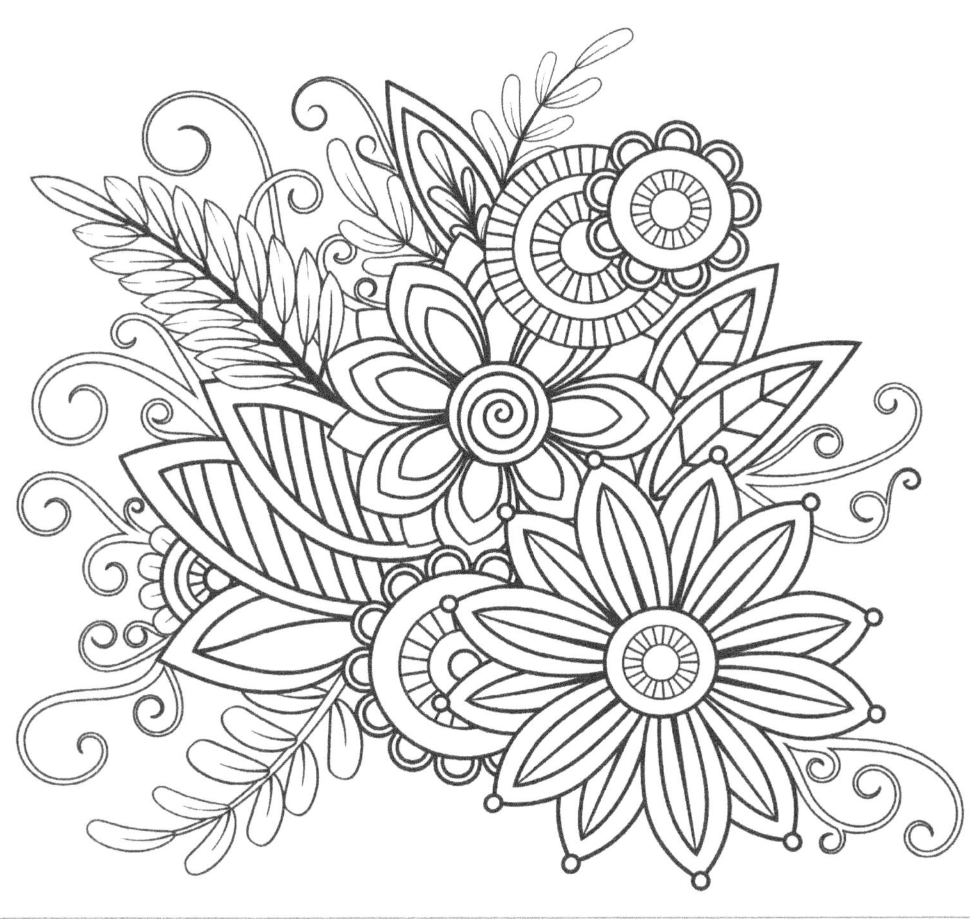

NOTES:

Blood Sugar Log

MONTH: _________________

MY TARGET NUMBERS

Before Breakfast: After Meals:

Day	Breakfast		Lunch		Dinner		Bedtime		Exercise	I'm Feeling. . .
	Before	After	Before	After	Before	After	Before	After		
1									Y N	
2									Y N	
3									Y N	
4									Y N	
5									Y N	
6									Y N	
7									Y N	
8									Y N	
9									Y N	
10									Y N	
11									Y N	
12									Y N	
13									Y N	
14									Y N	
15									Y N	
16									Y N	
17									Y N	
18									Y N	
19									Y N	
20									Y N	
21									Y N	
22									Y N	
23									Y N	
24									Y N	
25									Y N	
26									Y N	
27									Y N	
28									Y N	
29									Y N	
30									Y N	
31									Y N	

Notes

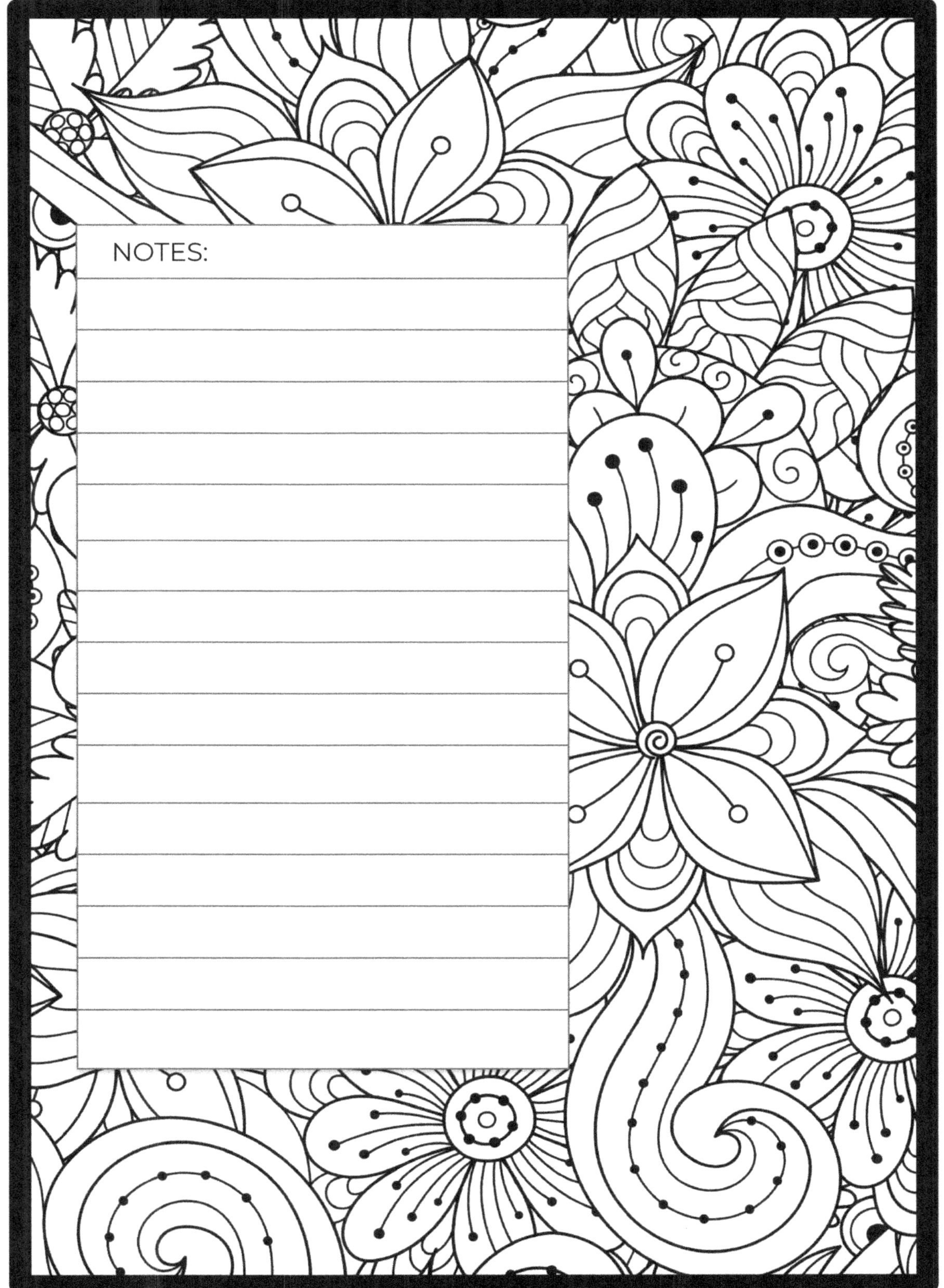

NOTES:

Blood Sugar Log

MONTH: _____________________

MY TARGET NUMBERS

Before Breakfast: After Meals:

Day	Breakfast		Lunch		Dinner		Bedtime		Exercise	I'm Feeling...
	Before	After	Before	After	Before	After	Before	After		
1									Y N	
2									Y N	
3									Y N	
4									Y N	
5									Y N	
6									Y N	
7									Y N	
8									Y N	
9									Y N	
10									Y N	
11									Y N	
12									Y N	
13									Y N	
14									Y N	
15									Y N	
16									Y N	
17									Y N	
18									Y N	
19									Y N	
20									Y N	
21									Y N	
22									Y N	
23									Y N	
24									Y N	
25									Y N	
26									Y N	
27									Y N	
28									Y N	
29									Y N	
30									Y N	
31									Y N	

Notes

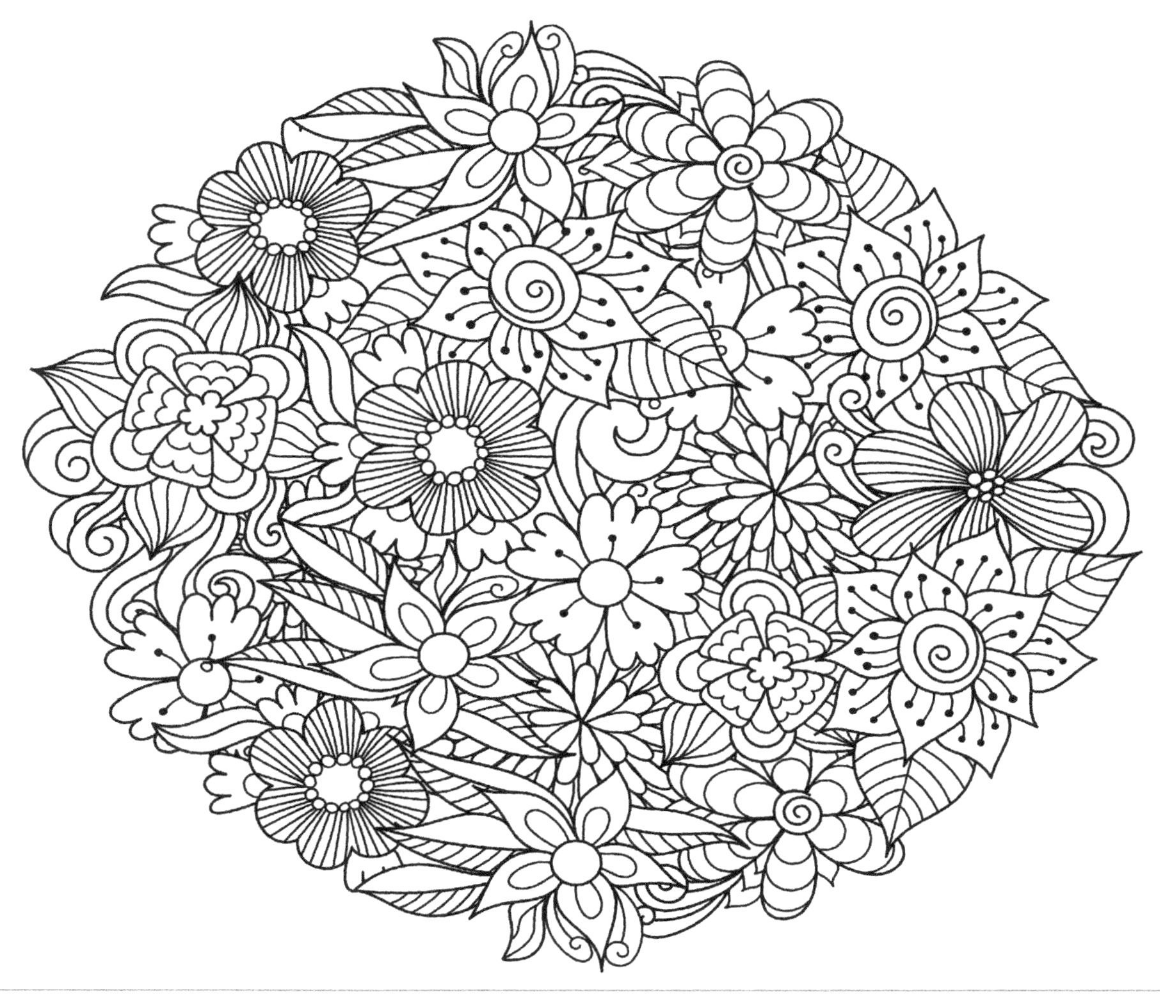

NOTES:

Blood Sugar Log

MONTH: _____________________

MY TARGET NUMBERS

Before Breakfast: After Meals:

Day	Breakfast		Lunch		Dinner		Bedtime		Exercise	I'm Feeling. . .
	Before	After	Before	After	Before	After	Before	After		
1									Y N	
2									Y N	
3									Y N	
4									Y N	
5									Y N	
6									Y N	
7									Y N	
8									Y N	
9									Y N	
10									Y N	
11									Y N	
12									Y N	
13									Y N	
14									Y N	
15									Y N	
16									Y N	
17									Y N	
18									Y N	
19									Y N	
20									Y N	
21									Y N	
22									Y N	
23									Y N	
24									Y N	
25									Y N	
26									Y N	
27									Y N	
28									Y N	
29									Y N	
30									Y N	
31									Y N	

Notes

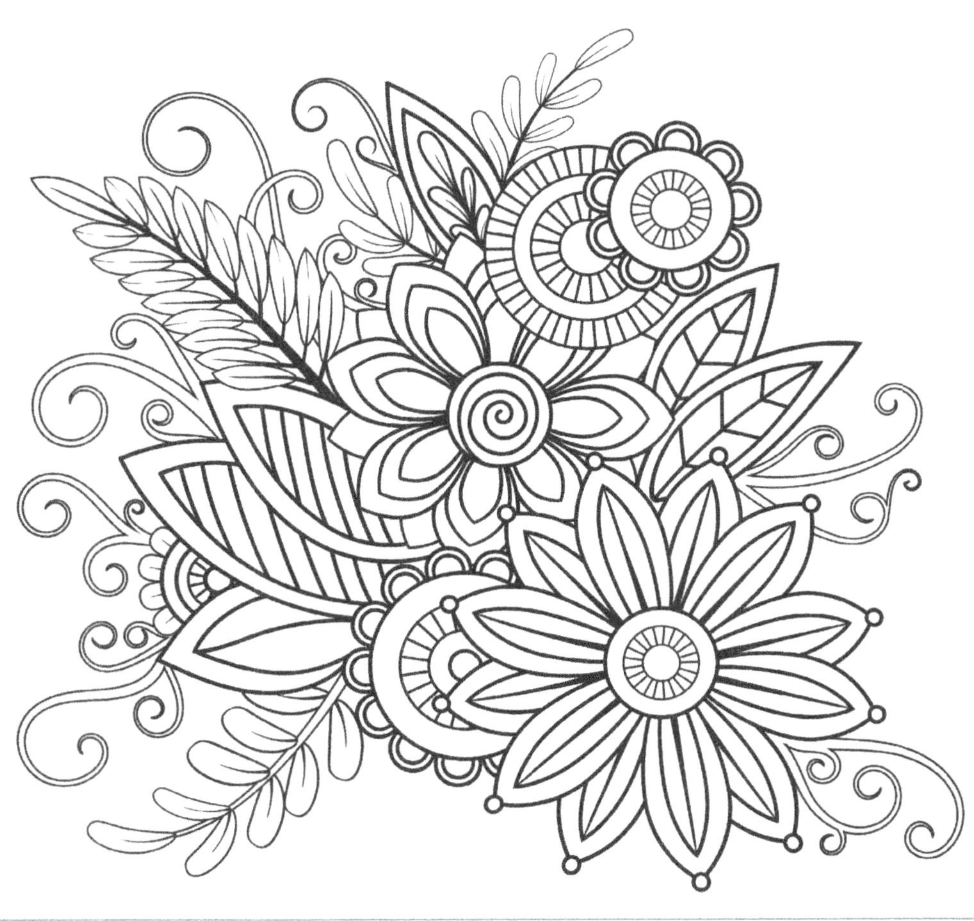

NOTES:

Blood Sugar Log

MONTH: _______________

MY TARGET NUMBERS

Before Breakfast: After Meals:

Day	Breakfast		Lunch		Dinner		Bedtime		Exercise	I'm Feeling...
	Before	After	Before	After	Before	After	Before	After		
1									Y N	
2									Y N	
3									Y N	
4									Y N	
5									Y N	
6									Y N	
7									Y N	
8									Y N	
9									Y N	
10									Y N	
11									Y N	
12									Y N	
13									Y N	
14									Y N	
15									Y N	
16									Y N	
17									Y N	
18									Y N	
19									Y N	
20									Y N	
21									Y N	
22									Y N	
23									Y N	
24									Y N	
25									Y N	
26									Y N	
27									Y N	
28									Y N	
29									Y N	
30									Y N	
31									Y N	

Notes

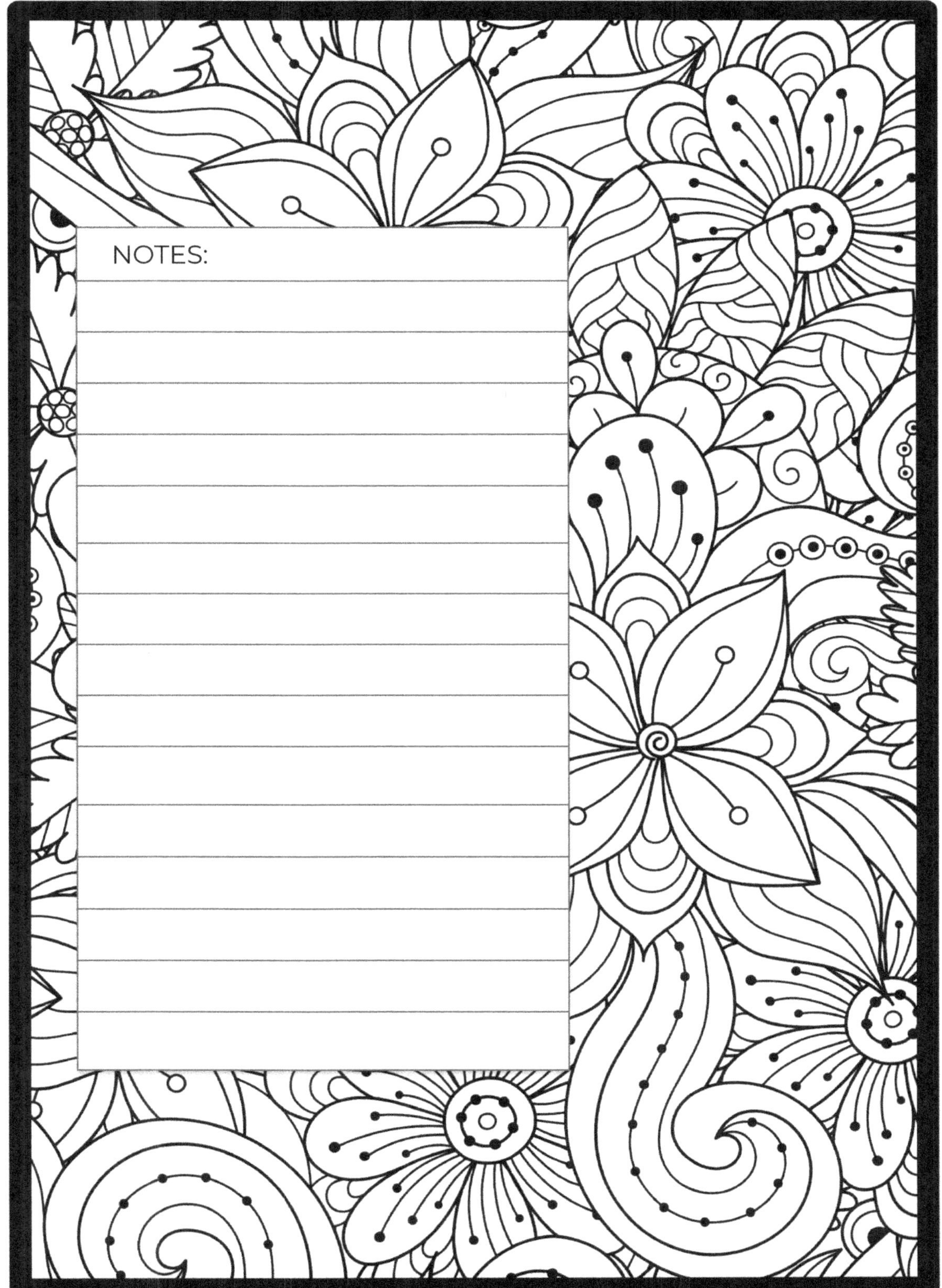

NOTES:

Blood Sugar Log

MONTH: _________________________

MY TARGET NUMBERS

Before Breakfast: _________   After Meals: _________

Day	Breakfast		Lunch		Dinner		Bedtime		Exercise	I'm Feeling...
	Before	After	Before	After	Before	After	Before	After		
1									Y N	
2									Y N	
3									Y N	
4									Y N	
5									Y N	
6									Y N	
7									Y N	
8									Y N	
9									Y N	
10									Y N	
11									Y N	
12									Y N	
13									Y N	
14									Y N	
15									Y N	
16									Y N	
17									Y N	
18									Y N	
19									Y N	
20									Y N	
21									Y N	
22									Y N	
23									Y N	
24									Y N	
25									Y N	
26									Y N	
27									Y N	
28									Y N	
29									Y N	
30									Y N	
31									Y N	

Notes

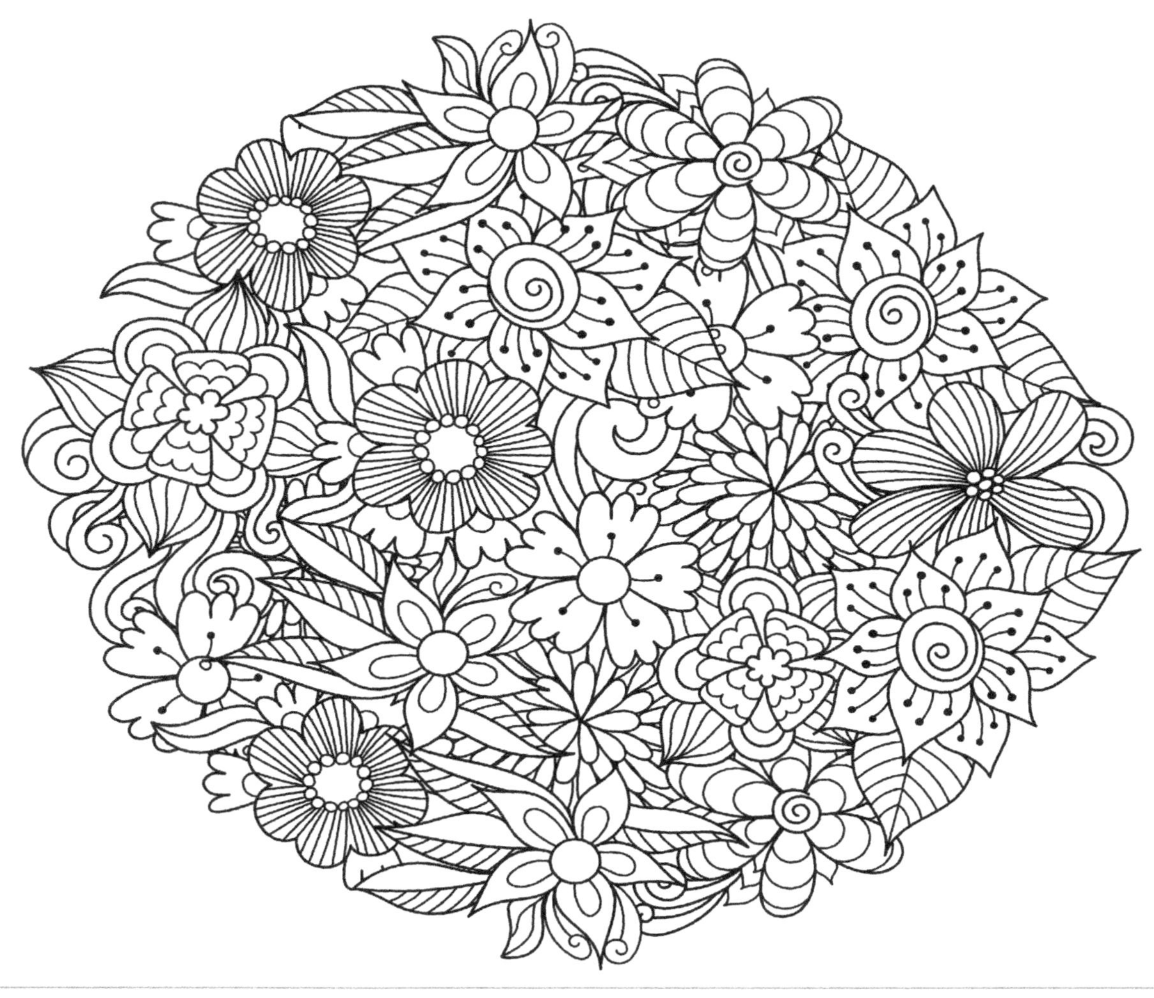

NOTES:

Blood Sugar Log

MONTH: _______________________

MY TARGET NUMBERS

Before Breakfast: After Meals:

Day	Breakfast		Lunch		Dinner		Bedtime		Exercise	I'm Feeling...
	Before	After	Before	After	Before	After	Before	After		
1									Y N	
2									Y N	
3									Y N	
4									Y N	
5									Y N	
6									Y N	
7									Y N	
8									Y N	
9									Y N	
10									Y N	
11									Y N	
12									Y N	
13									Y N	
14									Y N	
15									Y N	
16									Y N	
17									Y N	
18									Y N	
19									Y N	
20									Y N	
21									Y N	
22									Y N	
23									Y N	
24									Y N	
25									Y N	
26									Y N	
27									Y N	
28									Y N	
29									Y N	
30									Y N	
31									Y N	

Notes

NOTES:

Blood Sugar Log

MONTH: _______________________

MY TARGET NUMBERS

Before Breakfast: ______   After Meals: ______

Day	Breakfast		Lunch		Dinner		Bedtime		Exercise	I'm Feeling...
	Before	After	Before	After	Before	After	Before	After		
1									Y N	
2									Y N	
3									Y N	
4									Y N	
5									Y N	
6									Y N	
7									Y N	
8									Y N	
9									Y N	
10									Y N	
11									Y N	
12									Y N	
13									Y N	
14									Y N	
15									Y N	
16									Y N	
17									Y N	
18									Y N	
19									Y N	
20									Y N	
21									Y N	
22									Y N	
23									Y N	
24									Y N	
25									Y N	
26									Y N	
27									Y N	
28									Y N	
29									Y N	
30									Y N	
31									Y N	

Notes

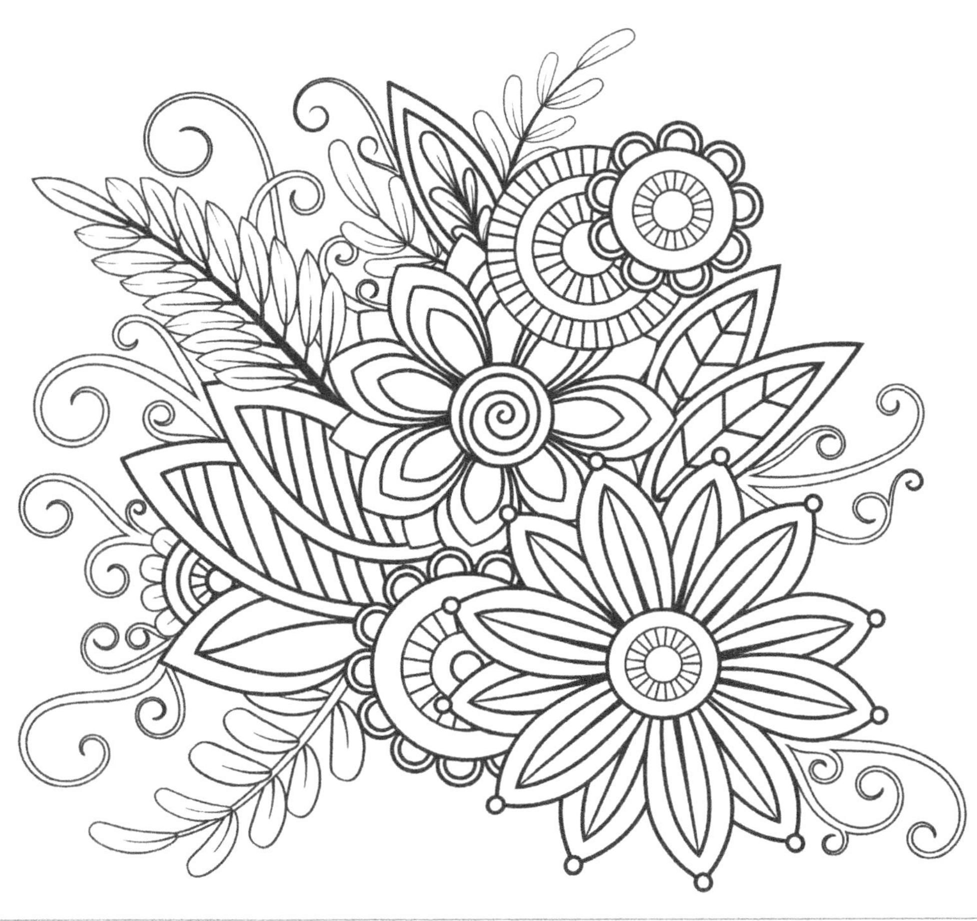

NOTES:

Blood Sugar Log

MONTH: ________________

MY TARGET NUMBERS

Before Breakfast: After Meals:

Day	Breakfast		Lunch		Dinner		Bedtime		Exercise	I'm Feeling...
	Before	After	Before	After	Before	After	Before	After		
1									Y N	
2									Y N	
3									Y N	
4									Y N	
5									Y N	
6									Y N	
7									Y N	
8									Y N	
9									Y N	
10									Y N	
11									Y N	
12									Y N	
13									Y N	
14									Y N	
15									Y N	
16									Y N	
17									Y N	
18									Y N	
19									Y N	
20									Y N	
21									Y N	
22									Y N	
23									Y N	
24									Y N	
25									Y N	
26									Y N	
27									Y N	
28									Y N	
29									Y N	
30									Y N	
31									Y N	

Notes

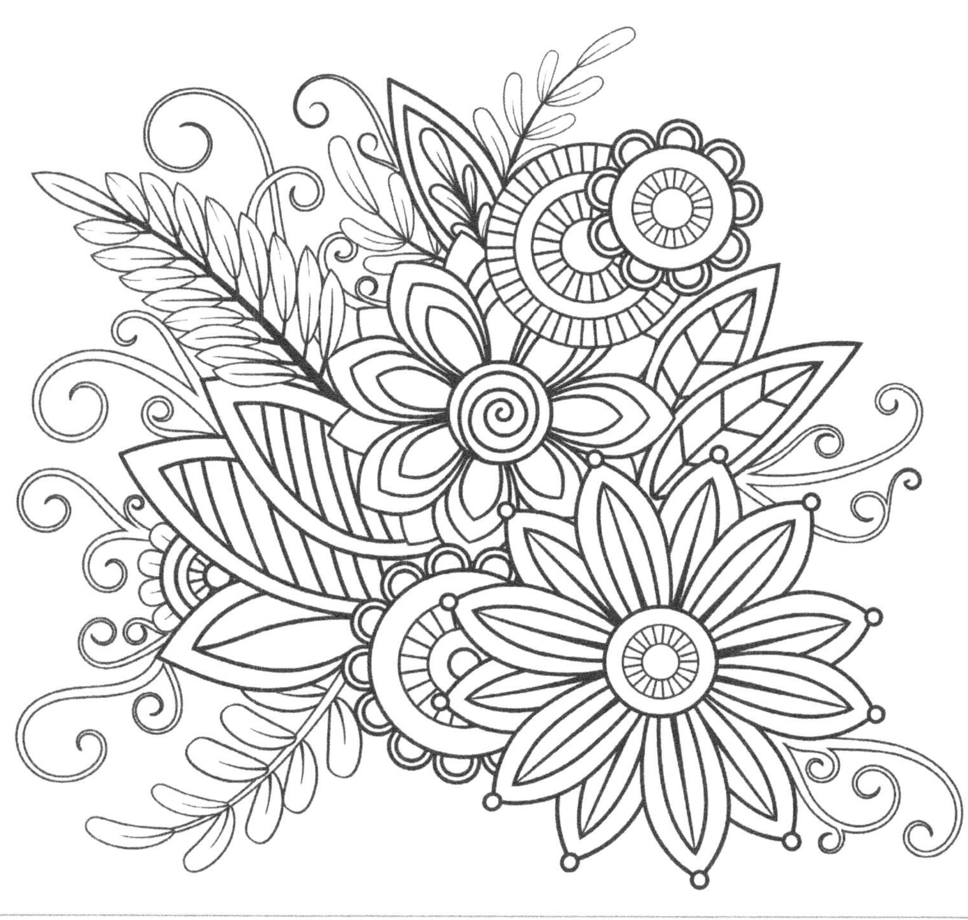

NOTES:

Blood Sugar Log

MONTH: _______________________

Day	Breakfast		Lunch		Dinner		Bedtime		Exercise	I'm Feeling. . .
	Before	After	Before	After	Before	After	Before	After		
1									Y N	
2									Y N	
3									Y N	
4									Y N	
5									Y N	
6									Y N	
7									Y N	
8									Y N	
9									Y N	
10									Y N	
11									Y N	
12									Y N	
13									Y N	
14									Y N	
15									Y N	
16									Y N	
17									Y N	
18									Y N	
19									Y N	
20									Y N	
21									Y N	
22									Y N	
23									Y N	
24									Y N	
25									Y N	
26									Y N	
27									Y N	
28									Y N	
29									Y N	
30									Y N	
31									Y N	

Notes

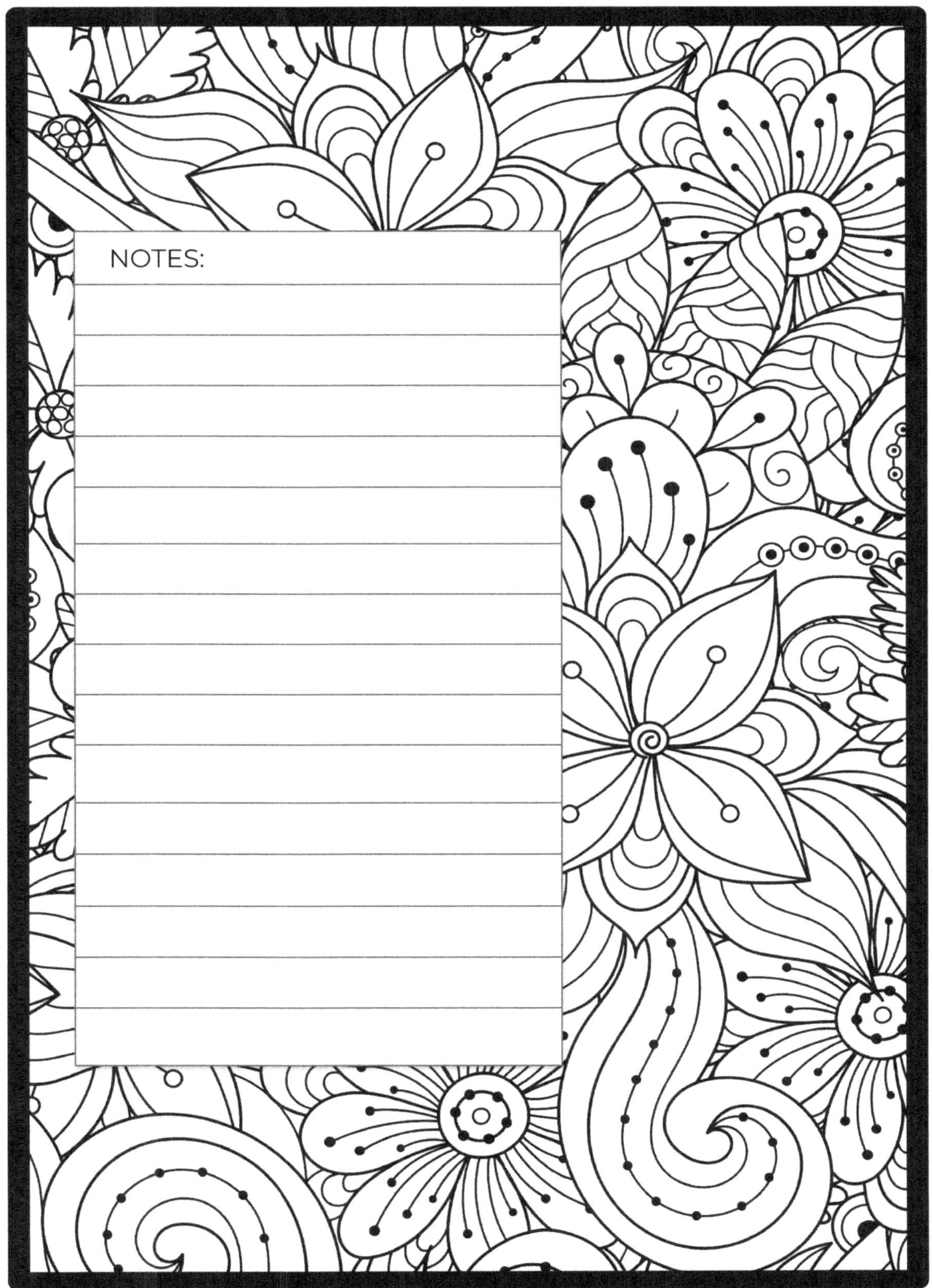
NOTES:

Blood Sugar Log

MONTH: _______________________

MY TARGET NUMBERS

Before Breakfast: After Meals:

Day	Breakfast		Lunch		Dinner		Bedtime		Exercise	I'm Feeling...
	Before	After	Before	After	Before	After	Before	After		
1									Y N	
2									Y N	
3									Y N	
4									Y N	
5									Y N	
6									Y N	
7									Y N	
8									Y N	
9									Y N	
10									Y N	
11									Y N	
12									Y N	
13									Y N	
14									Y N	
15									Y N	
16									Y N	
17									Y N	
18									Y N	
19									Y N	
20									Y N	
21									Y N	
22									Y N	
23									Y N	
24									Y N	
25									Y N	
26									Y N	
27									Y N	
28									Y N	
29									Y N	
30									Y N	
31									Y N	

Notes

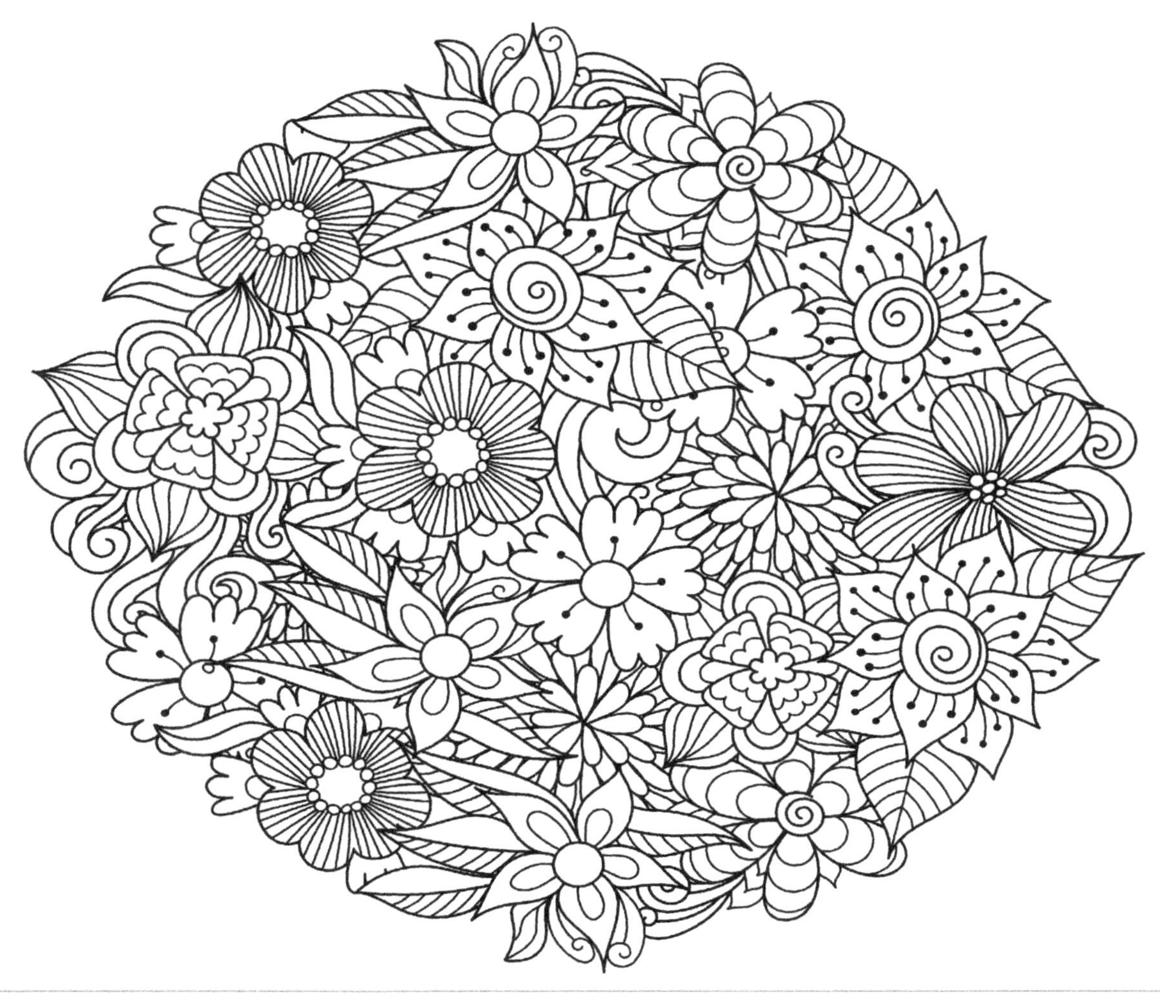

NOTES:

Blood Sugar Log

MONTH: _________________________

MY TARGET NUMBERS

Before Breakfast: After Meals:

Day	Breakfast		Lunch		Dinner		Bedtime		Exercise	I'm Feeling...
	Before	After	Before	After	Before	After	Before	After		
1									Y N	
2									Y N	
3									Y N	
4									Y N	
5									Y N	
6									Y N	
7									Y N	
8									Y N	
9									Y N	
10									Y N	
11									Y N	
12									Y N	
13									Y N	
14									Y N	
15									Y N	
16									Y N	
17									Y N	
18									Y N	
19									Y N	
20									Y N	
21									Y N	
22									Y N	
23									Y N	
24									Y N	
25									Y N	
26									Y N	
27									Y N	
28									Y N	
29									Y N	
30									Y N	
31									Y N	

Notes

NOTES:

Blood Sugar Log

MONTH: ___________________

MY TARGET NUMBERS

Before Breakfast: After Meals:

Day	Breakfast		Lunch		Dinner		Bedtime		Exercise	I'm Feeling. . .
	Before	After	Before	After	Before	After	Before	After		
1									Y N	
2									Y N	
3									Y N	
4									Y N	
5									Y N	
6									Y N	
7									Y N	
8									Y N	
9									Y N	
10									Y N	
11									Y N	
12									Y N	
13									Y N	
14									Y N	
15									Y N	
16									Y N	
17									Y N	
18									Y N	
19									Y N	
20									Y N	
21									Y N	
22									Y N	
23									Y N	
24									Y N	
25									Y N	
26									Y N	
27									Y N	
28									Y N	
29									Y N	
30									Y N	
31									Y N	

Notes

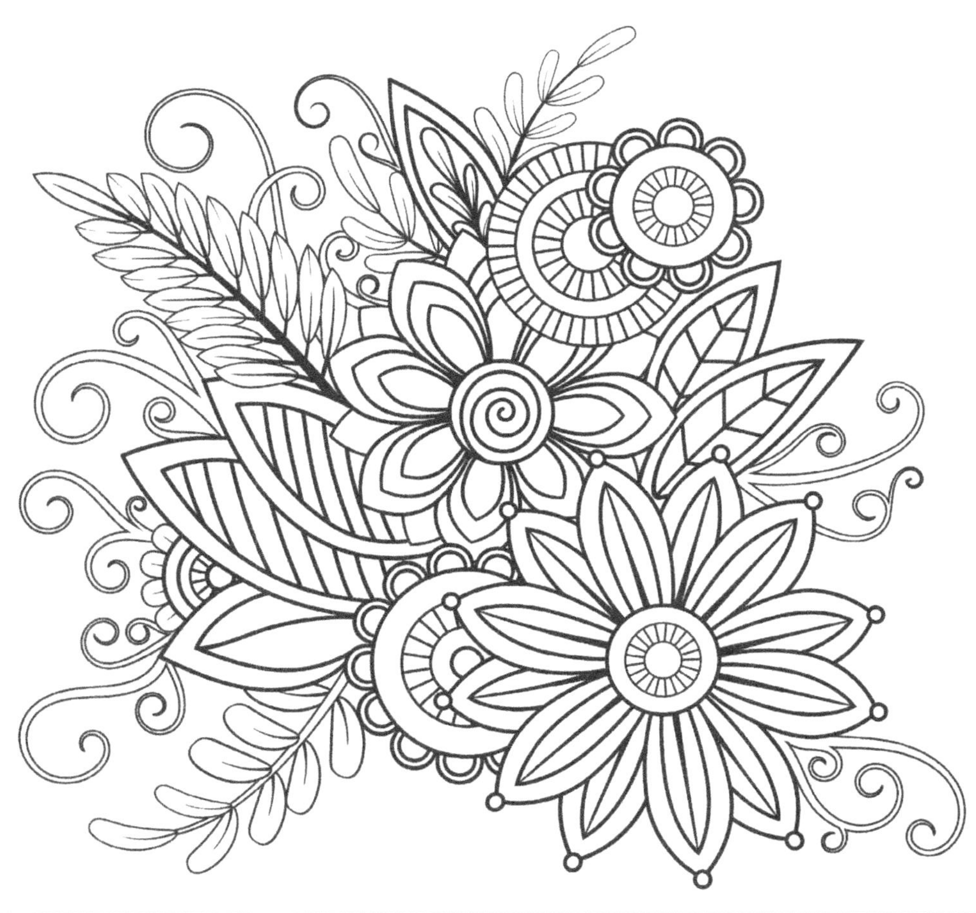

NOTES:

Blood Sugar Log

MONTH: _______________________

MY TARGET NUMBERS

Before Breakfast: After Meals:

Day	Breakfast		Lunch		Dinner		Bedtime		Exercise	I'm Feeling...
	Before	After	Before	After	Before	After	Before	After		
1									Y N	
2									Y N	
3									Y N	
4									Y N	
5									Y N	
6									Y N	
7									Y N	
8									Y N	
9									Y N	
10									Y N	
11									Y N	
12									Y N	
13									Y N	
14									Y N	
15									Y N	
16									Y N	
17									Y N	
18									Y N	
19									Y N	
20									Y N	
21									Y N	
22									Y N	
23									Y N	
24									Y N	
25									Y N	
26									Y N	
27									Y N	
28									Y N	
29									Y N	
30									Y N	
31									Y N	

Notes

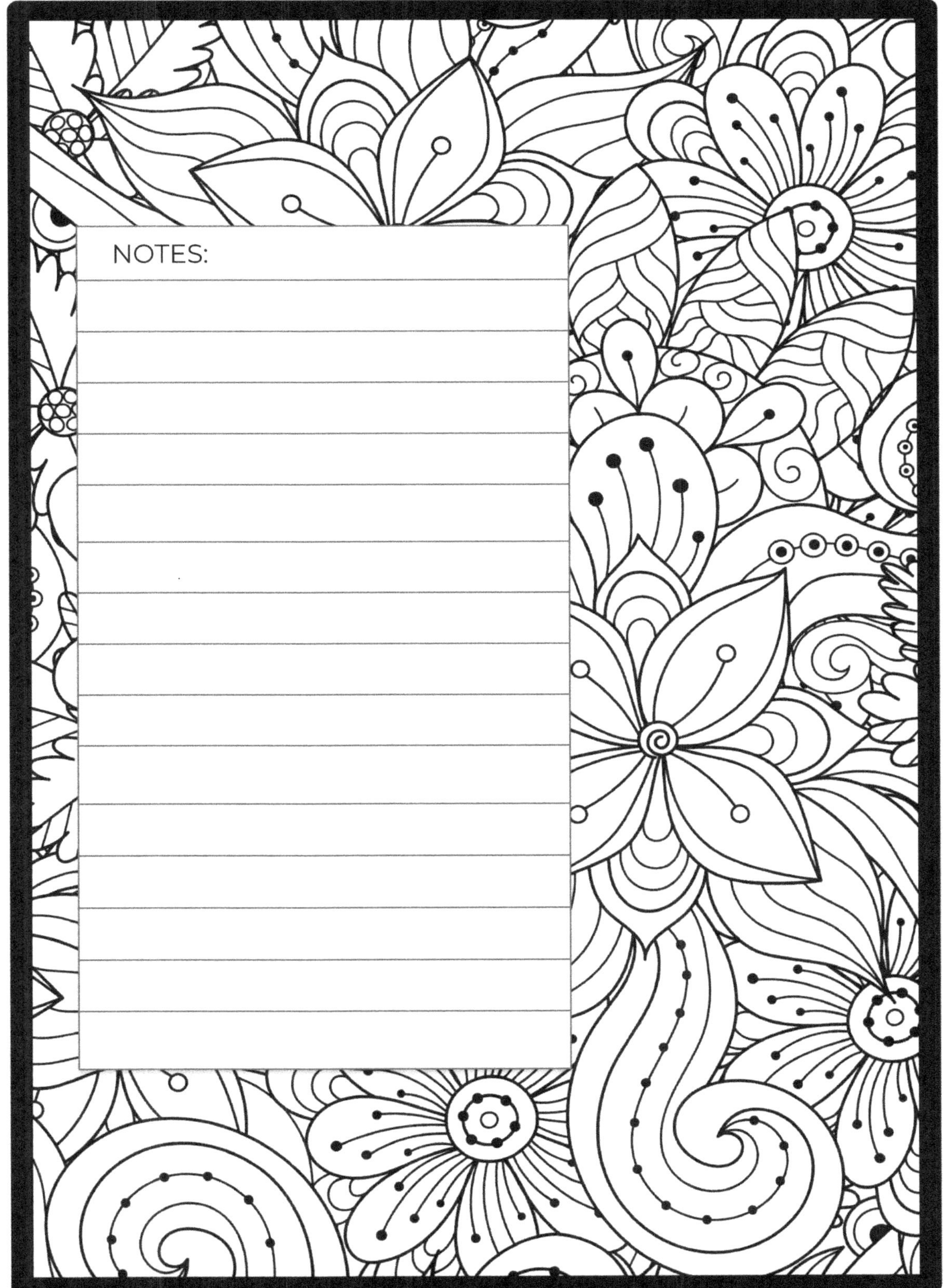
NOTES:

Blood Sugar Log

MONTH: _______________________

MY TARGET NUMBERS

Before Breakfast: ___________   After Meals: ___________

Day	Breakfast		Lunch		Dinner		Bedtime		Exercise	I'm Feeling...
---	Before	After	Before	After	Before	After	Before	After		
1									Y N	
2									Y N	
3									Y N	
4									Y N	
5									Y N	
6									Y N	
7									Y N	
8									Y N	
9									Y N	
10									Y N	
11									Y N	
12									Y N	
13									Y N	
14									Y N	
15									Y N	
16									Y N	
17									Y N	
18									Y N	
19									Y N	
20									Y N	
21									Y N	
22									Y N	
23									Y N	
24									Y N	
25									Y N	
26									Y N	
27									Y N	
28									Y N	
29									Y N	
30									Y N	
31									Y N	

Notes

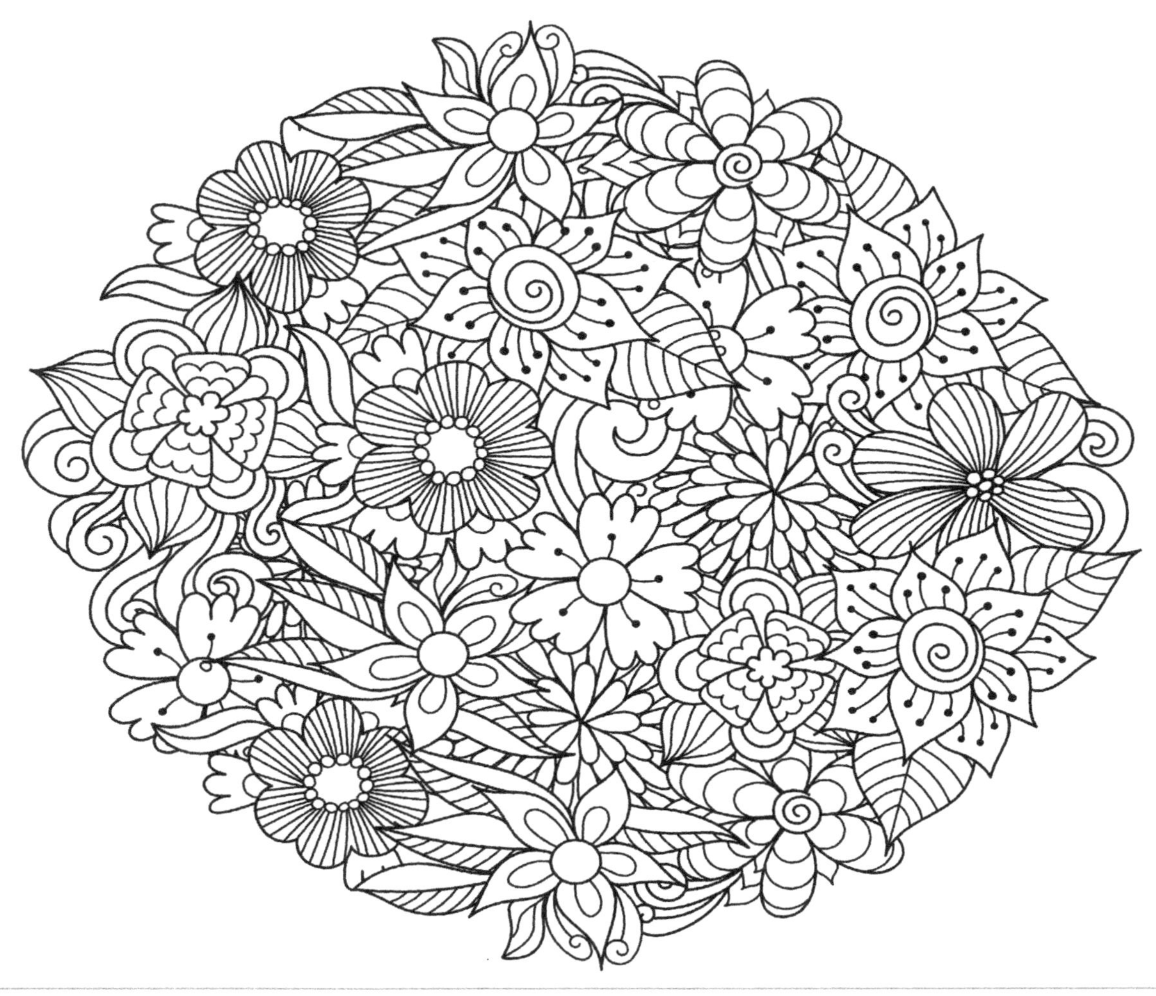

NOTES: